www.ingramcontent.com/pod-product-compliance
Lightning Source LLC
Chambersburg PA
CBHW021830170526
45157CB00007B/2743
* 9 7 8 1 0 7 8 2 1 5 7 2 5 *